Impressum

Herausgeber: Kailo Verlag

Autor: Robert Krug

Design und Illustration: Jeanette Mooney

Korrektorat: Christoph Landmann

2. Auflage Oktober 2021

Release 211228

www.robertkrug.com

Verlag: Kailo Verlag, Bessemerstraße 82, 10. OG Süd, 12103 Berlin

Druck: Kindle Direct Publishing

ISBN: 979 8489164597

Die Deutsche Nationalbibliothek verzeichnet diese Publikation in der Deutschen Nationalbibliografie; detaillierte bibliografische Daten sind im Internet über https://portal.dnb.de abrufbar.

Robert Krug

Erste Hilfe bei Covid-19

17 lebenswichtige Tipps zum Vorbeugen und bei einer Erkrankung

Danksagung

Ich bedanke mich ganz herzlich bei allen, die mir mit vielen Anregungen, Ideen und Kritiken beim Schreiben des Buches geholfen haben. Vor allem möchte ich mich jedoch bedanken bei:

Jeanette Mooney für die tollen Bilder.

Dr. Ulrich Strunz für seine täglichen News, sein Lob an meiner Arbeit und die Präsentationen meiner Bücher auf seiner Webseite.

Dr. Arman Edalatpour für die vielen wertvollen Tipps, Korrekturen und Ergänzungen.

Christoph Landmann für seine Korrekturen.

Mike Mutzel für seine Präsentationen wissenschaftlicher Arbeiten.

Danke!

Inhaltsverzeichnis

Ein wichtiger Hinweis vorweg

Dieses Buch illustriert ein komplettes bzw. ganzheitliches auf medizinische wie auch allgemeine Literatur gesetztes Verständnis vom Stoffwechselprozess des Menschen inklusive vieler damit im Zusammenhang stehender Erkrankungsbilder.

Die im Buch vorkommenden Einnahmevorschläge sind sorgfältig geprüft und nach bestem Wissen und Gewissen erarbeitet worden. Ich selbst folge ihnen bereits seit 2016.

Ein direktes Heilversprechen sowie eine Garantie können nicht gegeben werden. Dieses Buch ersetzt keinesfalls die Abklärung individueller Beschwerden und Einnahmevorschläge durch einen zugelassenen Therapeuten, wie z. B. einen Heilpraktiker oder Arzt.

Insbesondere sollten ärztliche Verordnungen nicht ohne Rücksprache mit dem behandelnden Arzt abgesetzt werden. Auf Basis dieses Buches und der genannten Studien können jedoch fundierte Vorschläge mit dem Arzt oder Heilpraktiker besprochen werden.

Eine Haftung des Autors, des Verlags und aller Personen, die an diesem Buch mitgearbeitet haben, für Personen-, Sach- oder Vermögensschäden ist ausdrücklich ausgeschlossen.

“

Für Ihre Gesundheit,
für Ihr Lebensglück
sind einzig und alleine
Sie selbst zuständig.

— Ulrich Strunz

Einleitung

Ich möchte mit diesem Büchlein einen Ratgeber an die Hand geben, damit Sie, egal ob geimpft oder nicht geimpft, eine Covid-19-Erkrankung gut überstehen und auch danach schnell wieder auf die Beine kommen.

Unsere Regierung, wie auch die Regierung in Amerika, ignoriert vollkommen den wissenschaftlichen Stand zum Thema Virusinfektion, Immunabwehr und im Speziellen auch die Beobachtungen hinsichtlich Covid-19. Sie bauen und verlassen sich voll und ganz auf „die Impfung“. Sie ignorieren dabei, dass eine Impfung in immunschwachen Menschen schlechter wirkt (vgl. [22]); vor allem aber ignorieren sie die Gefahr, dass der Virus so mutiert, dass die Impfungen nicht mehr wirken und wir wieder auf „Start“ stehen, sozusagen bei null anfangen.

Es ist mitnichten so, dass Sie sich nicht vorbereiten können. Und es ist mitnichten so, dass die Ernährung keine Rolle spielt. Und ich kann es nicht verstehen, wie man nicht auf diese wenigen Regeln hinweisen kann, die ich in diesem Ratgeber zusammentrage. Denn selbst wenn Sie bis zur Erkrankung „alles falsch“ gemacht haben, müssen Sie immer noch nicht auf der Intensivstation landen. Man kann jetzt immer noch genau die Regeln beachten, die ich Ihnen hier zusammengestellt habe. Damit steigt Ihre Chance dramatisch, gut aus der Erkrankung herauszukommen. Das gilt letzten Endes auch für die „normale Grippe“, die man auch immer ernst nehmen sollte. Noch besser ist es natürlich, sich auf eine Infektion vorzubereiten. Wie Sie das am Besten tun, lesen Sie in diesem Ratgeber.

Ich möchte Sie auch keine langen Texte lesen lassen. Daher habe ich alle Kapitel weitestgehend in Stichpunkten geschrieben. Ich nenne trotzdem die Studien, auf die ich mich berufe, denn auch wenn es sich nur um einen Ratgeber handelt, so hat er wissenschaftlichen Anspruch.

Wer zu den Themen mehr lesen möchte, dem lege ich meine Bücher ans Herz (siehe Anhang). Dort können Sie Themen wie Insulin, Fasten, Autoimmunerkrankung, Cholesterin, Herzgesundheit, Bestimmung und Auswertung der Gene wie auch das Thema genetisch korrekte LowCarb-Ernährung vertiefen. Dieser Ratgeber soll einfach und schnell helfen.

Kapitel 1 Der „Erste-Hilfe-Koffer“

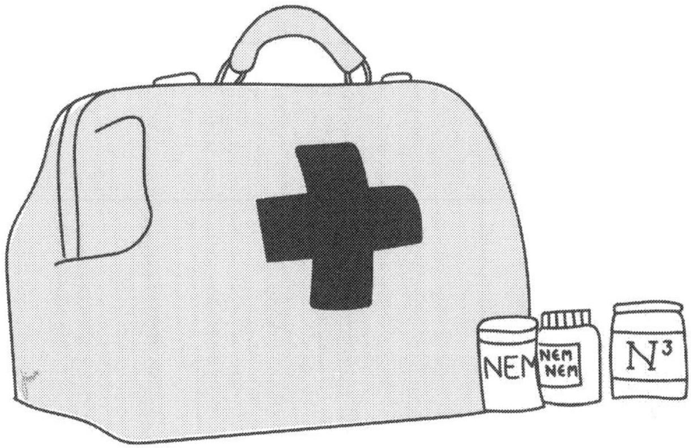

Bevor Sie in den folgenden Kapiteln lesen, wie Sie sich im Fall einer Erkrankung verhalten sollten, möchte ich Ihnen hier kurz auflisten, was Sie für den Fall der Fälle zu Hause haben sollten. Oder sich schnell besorgen müssen, damit Sie Ihr Immunsystem unterstützen können:

- Vitamin C hochdosiert mit 1000 mg je Tablette
- Vitamin D-Tropfen
- Vitamin A-Tropfen
- Quercetin
- L-Glutamin
- Zink als Zinkbisglycinat 25mg
- Omega-3-Kapseln, zertifiziert schwermetallfrei
- Selenmethionin
- NAC (N-Acetylcystein) als Kapseln
- L-Arginin
- Biotin
- Jodspülung
- Rinderknochen in Bio-Qualität

- Einen guten Eiweißlieferanten. Ich empfehle gute Bio-Rindersteaks oder Bio-Rinderleber. Man kann sich hier aber auch ein Eiweißpulver nach Wahl zulegen, wenn man das verträgt.

Nun schauen wir uns an, warum Sie sich diese Nahrungsergänzungsmittel (NEM) zulegen sollen. Sie werden sehen, dass jedes einzelne Mittel Ihr Risiko, einen schweren Verlauf einer Virusinfektion zu erleiden, reduziert. Es gibt keine Studie, die alle Maßnahmen kombiniert betrachtet, aber Sie können sicher sein, dass die Mittel in unserem menschlichen Körper eine Synergieleistung auslösen. Denn wir sind mehr als nur die Einzelteile und die Einzelteile bewirken zusammen mehr als einfach nur die Summe. Unser Körper braucht viele verschiedene Vitalstoffe, die er einst über die Nahrung bekommen hat. Geben Sie ihm wenigsten im Fall einer Erkrankung mit Covid-19 eine Chance und beherzigen Sie die Vorschläge im Buch!

Kapitel 2 Überblick – Was tun?

Dieser Ratgeber ist absichtlich unkonventionell, da er einfach und unkompliziert helfen soll. Daher gebe ich Ihnen die wichtigen Grundregeln vorweg. In den einzelnen Kapiteln wird, wissenschaftlich belegt, kurz und knapp dargelegt, warum diese Grundregeln einzuhalten sind:

- Meiden Sie, wenn Sie krank sind, jede Form von Zucker!
- Sorgen Sie für einen guten Vitamin-D-Status im Blut, am besten VOR einer Erkrankung.
- Sorgen Sie für einen guten Omega-3-Status im Blut, am besten VOR einer Erkrankung.
- Nehmen Sie auf viele Portionen verteilt 2 bis 10 Gramm Vitamin C am Tag sobald Sie sich krank fühlen.
- Nehmen Sie auf viele Portionen verteilt bis zu 100 mg Zink am Tag sobald Sie sich krank fühlen.
- Nehmen Sie 5000 IE Vitamin A wenn Sie krank sind (Ausnahme: Nicht bei Schwangerschaft) oder wenn Sie Vitamin D einnehmen.
- Nehmen Sie zweimal 500 mg Quercetin sobald Sie sich krank fühlen.

- Nehmen Sie zweimal 600 mg NAC (30 min vor einem Essen) sobald Sie sich krank fühlen.
- Nehmen Sie zweimal täglich 1600 mg L-Arginin ein sobald Sie sich krank fühlen.
- Nehmen Sie zweimal täglich 2 mg Biotin in sobald Sie sich krank fühlen.
- Nehmen Sie dreimal 5 g L-Glutamin in Wasser aufgelöst sobald Sie sich krank fühlen.
- Machen Sie sich eine Knochensuppe (mit Gemüse) sobald Sie sich krank fühlen.
- Achten Sie generell auf eine gute Versorgung mit bioverfügbarem Eiweiß.
- Achten Sie auf einen gesunden Schlaf, vor allem wenn Sie krank sind.
- Spülen Sie mit der unten beschrieben 1 %-Jodlösung alle 4 Stunden Mund, Rachen und Nase.

Kapitel 3 Zucker schwächt das Immunsystem

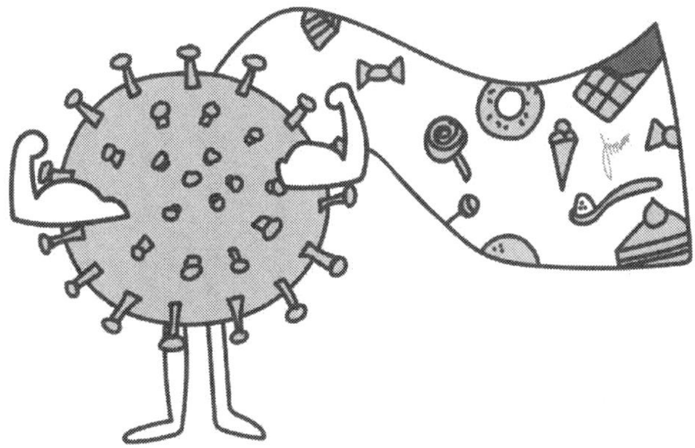

Ich rate generell dazu, so wenig Zucker als möglich außerhalb der Frucht zu konsumieren. Zucker hat sehr viele gefährliche Eigenschaften, was Sie in meinem Buch „Von Zucker, Blut und Brötchen“ auch lesen können (vgl. [15]). **Doch speziell wenn Sie erkältet sind, sollten Sie Zucker auf null reduzieren**. Warum?

- In der Studie von Albert Sanchez aus dem Jahr 1973 wurde gezeigt, dass Zucker die Aktivität unserer Neutrophilen (weißen Blutkörperchen, ein Teil der Immunabwehr) nahezu halbiert. Die Teilnehmer haben 100 g Zucker in verschiedenen Formen getrunken.
- Zucker **schwächt** somit Ihr **Immunsystem** massiv bis zu fünf Stunden. In dieser Studie auch Honig!
- Man hat zur Untersuchung Blut abgenommen, dieses mit Bakterien vermischt und gemessen, wie viele Bakterien die Neutrophilen in einer Zeiteinheit „fressen“. Zucker hat die **Aktivität** der Neutrophilen in gesunden Teilnehmern von 16,2 hin zu 9,6 nahezu **halbiert**.
- Und die Studie zeigt auch, dass Zucker bei **Diabetikern** das Immunsystem auf **30% der Schlagkraft eines Gesunden** reduziert (5,3 zu 16,2 beim Gesunden)

Dieses Ergebnis wurde in vielen Studien bestätigt, d. h. man kommt auf das gleiche Ergebnis. So wurde dieser Zusammenhang auch in der Studie von Roland von Känel gezeigt.

Meiden Sie, wenn Sie krank sind, jede Form von Zucker!

Kapitel 4 Vitamin C

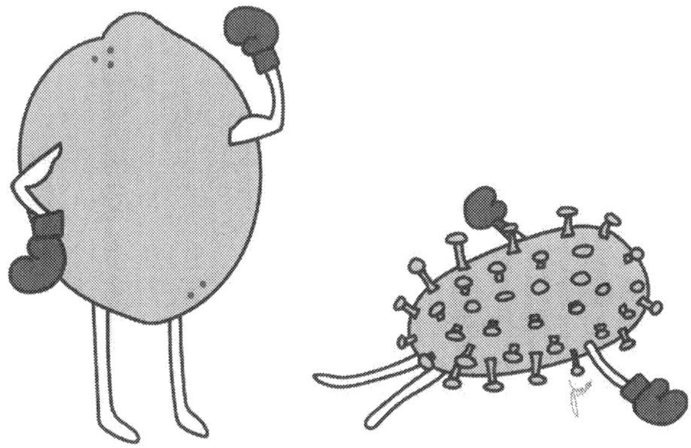

Nachdem wir den Zucker nun weglassen, um das Immunsystem nicht zu schwächen, hier das erste echte Akutmittel: Vitamin C. Sofern Sie denken: „Brauche ich nicht, ich esse einfach einen Apfel oder eine Apfelsine“ - nun ja, die Apfelsine enthält sogar ein bisschen Vitamin C (ca. 75 mg bei 14 g Zucker), nur im akuten Erkältungsfall und vor allem bei Covid-19 brauchen Sie „einen Tick“ mehr. Sie brauchen bei einer Virusinfektion ca. 10 Gramm Vitamin C am Tag, damit Sie eine Wirkung entfachen können. Das wären 142 Apfelsinen am Tag und damit satte 1988 g Zucker.

Warum gerade Vitamin C?

- In der Studie von Luis Chiscano-Camón (vgl. [3]) wurde bei 18 Patienten der Vitamin C-Gehalt im Blut gemessen, nachdem sie mit SARS-CoV-2 ins Krankenhaus gekommen waren.
- Ein guter Vitamin C-Wert liegt bei 10 bis 15 mg pro Liter Blut. 17 der 18 Patienten hatten **keinen messbaren Vitamin C-Wert** mehr im Blut, eine Person einen sehr schlechten Wert von 2,4 mg.
- Konkret bedeutet das, dass 17 von 18 Personen zusätzlich an **Skorbut** erkrankt sind. In diesem Fall kann der Körper viele biochemische Prozesse nicht mehr durchführen. Stellen Sie sich vor, Sie möchten ein Auto starten, dessen Tank leer ist - klappt nicht besonders gut und hier in diesem Fall leidet das Immunsystem massiv.

- Auch in der Studie von Cristian Arvinte wurde bestätigt, dass bei Patienten mit kritischem Covid-19-Verlauf die Spiegel von Vitamin C und D im Blut sehr niedrig waren (vgl. [28]).
- Generell bei den ersten Anzeichen einer Erkältung nehmen Sie Vitamin C im Grammbereich (mindestens drei Gramm). Daher auch die hochdosierten Tabletten im Kapitel Einkaufsliste. Das Schlimmste, was passieren kann, ist, dass Sie Durchfall bekommen. Dann nehmen Sie entsprechend weniger Vitamin C.
- Wenn Sie sich richtig krank fühlen, nehmen sie ca. 10 Gramm auf viele kleine Portionen verteilt, immer mit einer Kleinigkeit zu essen wie z. B. einem Stück Apfel (vgl. [6]).
- Vitamin C wirkt, wie In-vivo-Studien nachgewiesen haben, auf mehrere pathophysiologische Prozesse einer viralen Infektion. Insbesondere der erhöhte oxidative Stress, der Zytokinsturm und die erhöhte Thromboseneigung können reduziert werden (vgl. [5], [24], [25], [26]).
- Nehmen Sie diese Dosis jeden Tag, bis die Symptome weg sind. In der Studie von Harri Hermilä zeigt sich, dass allein durch die Einnahme von nur 3 g Vitamin C am Tag die Zeit auf der Intensivstation signifikant um 8 % verkürzt werden konnte (vgl. [27]). Die Zeit für die künstliche Beatmung hat sich in der Studie sogar um 18,2% verkürzt, wenn die Patienten 1-3 g Vitamin C eingenommen haben. Und Sie hören immer noch auf die Regierungen weltweit, die Ihnen erzählen, dass Vitamine und Ernährung keine Rolle spielen? Wie Sie im weiteren Text feststellen werden, ist das grundlegend falsch. Also weiter mit Vitamin D.

Kapitel 5 Vitamin D

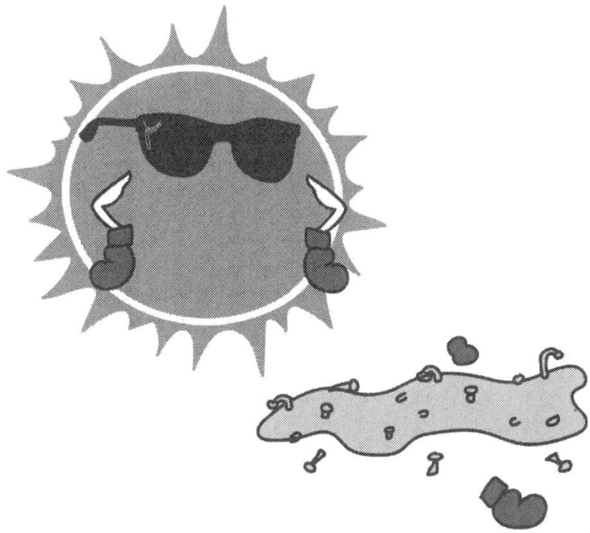

Es zeigt sich in vielen veröffentlichten Studien, die ich weiter unten aufführe, dass es einen Zusammenhang gibt zwischen Ihrem Vitamin D-Status im Blut und dem Verlauf bzw. der Schwere von Covid-19. Daher kann man hier nur im Vorfeld dazu raten, einen guten Vitamin-D-Status aufzubauen, damit Sie Ihr Risiko minimieren. Doch Bilder sprechen mehr als tausend Worte, daher hier zwei Darstellungen aus den angehängten Studien (vgl. [4], [7], [9], [28], [36],[38],[39],[40],[41],[51],[52]):

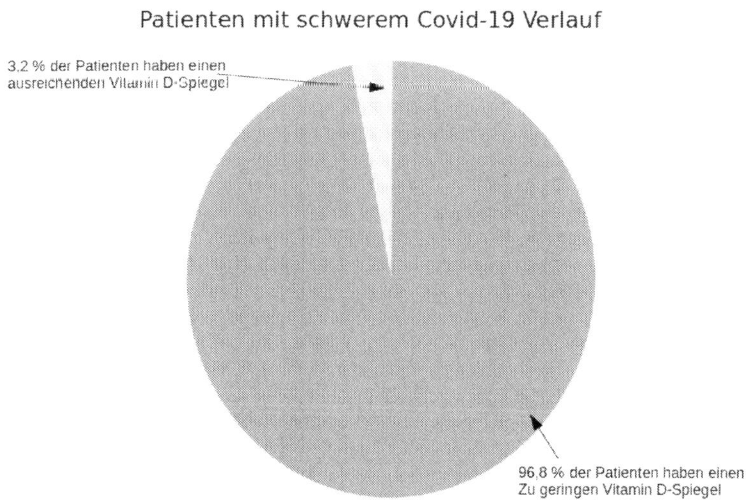

DOI: 10.1038/s41598-020-77093-z

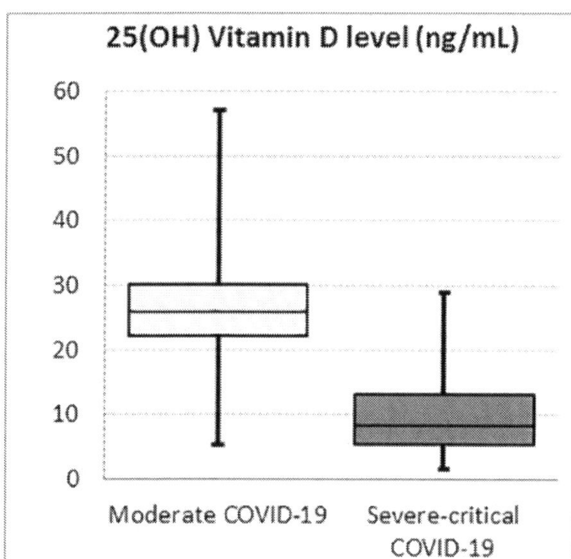

Was sehen Sie in den beiden Abbildungen aus den Studien?

- Sie sehen, dass ein guter Spiegel an Vitamin D im Blut sehr gut vor einem schweren Verlauf schützt. Denn in den beiden Bildern sehen Sie, dass die schweren („severe-citical“) Fälle von Covid-19 deutlich weniger Vitamin D im Blut hatten, bzw. im ersten Bild sehen Sie, dass nur 3,2% der Patienten mit einem schweren Verlauf einen normalen Vitamin D-Spiegel im Blut hatten, 96,8 % hingegen hatten einen zu niedrigen Spiegel.

- Die Ergebnisse sind auch vollkommen logisch, da Vitamin D biochemisch stark in die Immunabwehr involviert ist (vgl.[38]). Wir können es in Deutschland in den Monaten April bis September über die Haut selbst herstellen. Es ist geradezu „absurd logisch“, dass dieses Vitamin, welches auch als Hormon wirkt, extrem wichtig ist.

- Daher sorgen Sie sofort für einen guten Spiegel im Blut, indem Sie täglich 1000 IE je 20 KG Körpergewicht nehmen. Eine Flasche mit 1700 Tropfen kostet 20 Euro. Ein Tropfen enthält 1000 IE. Es bietet sich auch an, diesen Wert einmal beim Hausarzt bestimmen zu lassen, denn ich brauche mit 67 KG Körpergewicht 8000 IE je Tag, um auf einen sehr guten Wert von 60 ng /ml 25-OH im Blut zu kommen. Meine Frau benötigt bei 54 KG nur 3000 IE für den gleichen Wert. Daher nach 6 Wochen der Einnahme einmal prüfen, wie gut Sie das aufnehmen oder nur noch die Faustformel mit 1000 IE je 20 KG einnehmen.

- Wenn Sie den ganzen Winter nichts genommen haben, dann nehmen Sie 2 Wochen lang ruhig die doppelte Dosis, um einen Spiegel aufzubauen. Das Gleiche gilt für den Fall, dass Sie bereits erkältet sind und noch nie Vitamin D genommen haben und Sie in den letzten Wochen nicht regelmäßig in der Sonne waren, so dass der Körper die Vorstufe von Vitamin D bilden konnte.

- Vitamin D nie ohne Vitamin A einnehmen, aber dazu kommen wir noch, denn diese beiden Vitamine brauchen sich gegenseitig.

- Die Vitamin D-Einnahme ist dabei auch als Akutmittel im Rahmen einer Infektion mit Covid-19 sinnvoll. Das zeigt eine Meta-Studie auf Basis von 2933 Covid-19-Patienten. Man hat dabei zwei Ereignisse beobachtet: Klinischer Verlauf und Aufnahme auf die Intensivstation. Dabei zeigt sich, dass die mit Vitamin-D behandelten Patienten eine 60% geringere Wahrscheinlichkeit für eine Einweisung auf die Intensivstation hatten und eine 70% geringere Wahrscheinlichkeit für einen schweren Covid-19-Verlauf (vgl. [57]). In dieser Meta-Studie wird bezüglich einer Interventionsstudie auch die Dosierung beschrieben. Diese betrug 200.000 IE am zweiten und dritten Tag der Aufnahme ins Krankenhaus. Generell lag die Dosierung in den 13 untersuchten Studien zwischen 80.000 IE und 400.000 IE für zwei Tage (vgl. [57]).

- Es gibt auch die Möglichkeit, im akuten Fall das aktive Vitamin D (Calcifediol) zu nehmen (vgl. [8]). Das ist jedoch verschreibungspflichtig und muss vom Hausarzt verschrieben werden. Der Körper muss hier mehrere aufwendige Schritte der Umwandlung nicht mehr durchführen, aber man kann sich mit diesen Tropfen leichter vergiften, daher ist es verschreibungspflichtig.

Tipp: Die Tropfen zusammen mit Fett in der Nahrung aufnehmen. Das Gleiche gilt für Vitamin A, K2 und Omega-3.

Kapitel 6 Omega-3

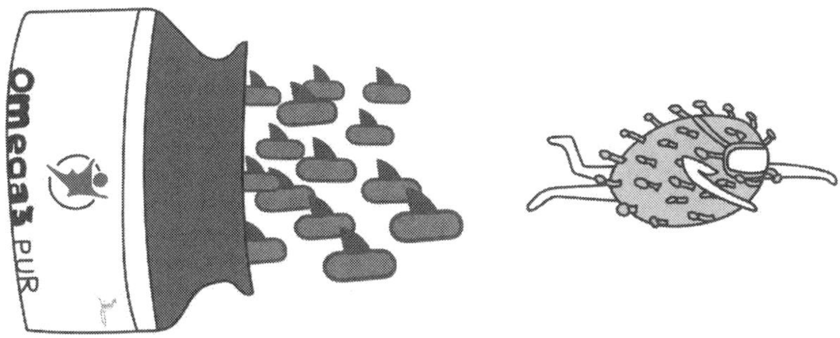

Genauso wie in der Studie zu Vitamin C hat das Team um Arash Asher das Blut von einhundert eingelieferten Patienten auf den Omega-3-Index hin untersucht (vgl. [10]). Dieser Index gibt an, wie gut Sie mit Omega-3 versorgt sind. Mein Index und der meiner Frau liegen jeweils zwischen 11-13%. Doch zurück zur Studie:

- Von den 100 Patienten hatten lediglich 25% einen Omega-3-Index von über 5,7% (erstrebenswert ist über 10%).
- Das bedeutet, dass 75% der Patienten einen noch schlechteren Spiegel im Blut hatten als 5,7%, was aus meiner Sicht schon hundsmiserabel ist. In der Tat hatte jeder Vierte einen Spiegel von unter 4%.

Interessant ist nun, wie viele Patienten in welcher Gruppe gestorben sind.

- Von den 75 Personen mit einem Spiegel schlechter als 5,7% starben 13. Also eine **Quote von 17%.**
- Von den 25 Personen mit einem Spiegel über 5,7% starb ein Patient. Also eine **Quote von 4%**.
- Das bedeutet: **Ein Omega-3-Index von 5,7% und besser reduziert Ihr Risiko um den Faktor 4, an Covid-19 zu sterben!**
- Interessant wäre jetzt noch die Quote derer mit einem Spiegel über 11%. Hat man aber leider nicht gemessen.
- Frage: Möchten Sie Ihr Risiko weiterhin **vervierfachen**, indem Sie

keine Omega-3-Kapseln nehmen? Finde ich unnötig.

- Sofern Sie nun schon akut krank sind, nehmen Sie sofort eine hohe Dosis von **2000 mg DHA** (das sind bei vielen Herstellern ca. 10 Kapseln). Ansonsten starten Sie mit 1000 mg DHA.
- Der biochemische Hintergrund: Omega-3-Fette wirken **entzündungshemmend**. Daher sind sie auch so wichtig im Zusammenhang mit Koronaren Herzerkrankungen (KHK). Aber hier bei Covid-19 sterben die Menschen in der Regel an einem Zytokinsturm, also einer Überreaktion des Immunsystems, da dieses sich nicht mehr helfen kann. Sie geben ihm ja auch nichts an die Hand, damit es sich wehren kann. Im Gegenteil, die meisten tun alles, um das Immunsystem sogar noch weiter zu deaktivieren, Thema **Zucker oder Alkohol**. Ich zähle mal auf: Kuchen, Kekse, Müsli, Frühstückscerealien, Schokolade, Fruchtjoghurt, Zucker im Tee, Apfelsaft, Orangensaft, Limonade, … alles randvoll mit Zucker oder Schlimmerem. Wenn man dann die neue Kampagne in Amerika sieht, dass Impfen mit einem Jahresabo an Donuts „belohnt“ wird, dann fragen Sie sich bitte einfach mal selbst, ob man sich im falschen Film wähnt!
- Omega-3 ist somit primär ein Mittel zum Vorbeugen. Doch wenn der Fall eingetreten sein sollte und Sie bereits erkrankt sind, auch wirksam im akuten Fall. Wir kennen auch hier die biochemischen Hintergründe.

Kapitel 7 Quercetin

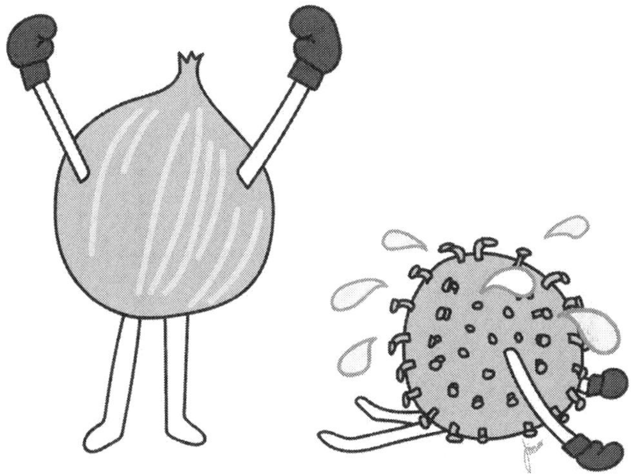

Quercetin ist ein Flavonoid, also ein Pflanzenstoff. Er kommt hauptsächlich in Obst und Gemüse vor, so z B. in Zwiebeln. Doch was macht Quercetin für dieses Erste-Hilfe-Buch interessant?

- Quercetin hat eine **hemmende Wirkung auf Erkältungsviren** (vgl. [12]). Inzwischen ist auch bewiesen, dass Quercetin eine positive Wirkung bei Covid-19 hat (vgl. [55], [56]). Die beiden Studien werden unten kurz beschrieben.
- Quercetin wirkt gegen **Entzündungen** (vgl. [11]). Und das macht es als Akutmittel interessant. Denn nochmal: Es gilt zu vermeiden, dass Ihr Körper überreagiert, was er ganz offensichtlich tut, wenn er geschwächt (Thema Diabetes Typ-2 oder Prädiabetes) und zudem nicht in der Lage ist, das Immunsystem aufzubauen.
- Nehmen Sie, sobald Sie ein Kratzen im Mund spüren, zwei Kapseln mit je 500 mg zum Essen.
- Natürliches Vorkommen von Quercetin findet sich in Zwiebeln, Heidelbeeren, Trauben, Äpfeln und Kapern.
- Sie können auch vorsorglich 500 mg jeden Tag nehmen, da

Quercetin sich positiv auf das **Mikrobiom** auswirkt, aber dieses Buch will sich nur kurz und knapp mit einer akuten Erkrankung befassen. Wenn Sie das Thema Mikrobiom vertiefen möchten, dann empfehle ich Ihnen mein Buch „Zucker, Blut und Brötchen“.

In der Studie von Francesco Di Pierro wurden 152 Patienten mit Covid-19 aufgeteilt in 2 Gruppen. Eine Gruppe von 76 Patienten bekam 2 x 200 mg Quercetin-Phospholipid pro Tag (vgl. [55]), die andere Gruppe bekam kein Quercetin. Dabei wurden folgende Ergebnisse festgestellt:

- die Wahrscheinlichkeit für einen Krankenhausaufenthalt sank um 68 %
- die Dauer der Hospitalisierung sank um durchschnittlich 77 %
- die Häufigkeit einer Sauerstofftherapie sank um 93 %
- kein Patient verstarb oder musste auf Intensiv verlegt werden
- in der Gruppe ohne Quercetin verstarben 3 Patienten, 8 benötigten eine Intensivbehandlung

In einer zweiten Studie zeigt Francesco Di Pierro auf, dass sich die Viruslast wie auch der Aufenthalt im Krankenhaus durch den Einsatz von Quercetin in der Form von Quercetin-Phospholipid (3 x 200 mg pro Tag) signifikant reduzieren. Zudem besserten sich Blutparameter wie LDH, Ferritin, C-RP und D-Dimer signifikant gegenüber der Placebo-Gruppe (vgl. [56]).

Kapitel 8 Zink

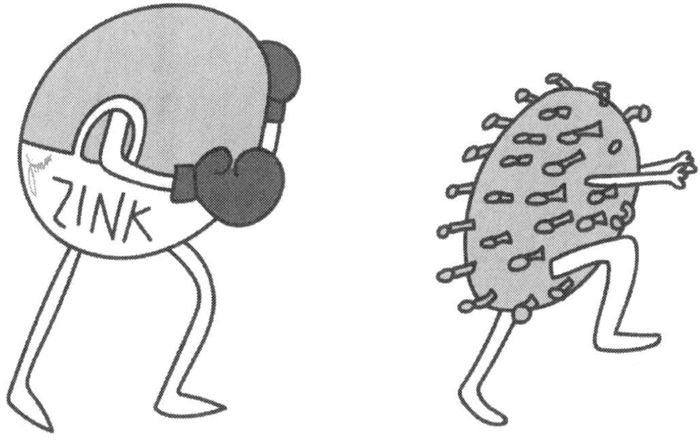

Zink wird im menschlichen Körper u. a. benötigt für (vgl. [16], [23]):

- Zellwachstum
- Zellbildung
- Darmdurchlässigkeit
- Verhindern von oxidativem Stress (vgl. [20])
- **Immunsystem** (vgl. [16], [17], [18], [19],[23])

Zudem muss man wissen, dass wir Menschen Zink schlecht speichern (im Gegensatz zu Magnesium in den Knochen oder Kupfer in der Leber). Im Rahmen einer viralen Erkrankung benötigt der Mensch hohe Mengen an Zink, so auch bei Covid-19. Daher sollten Sie generell vom ersten Erkältungstag an 50 mg bis 100 mg Zink auf viele Portionen über den Tag verteilt einnehmen.

Sofern Sie noch nicht krank sind, bietet es sich an, den Zinkstatus im Blut einmal beim Arzt bestimmen zu lassen. Wenn der schlecht ist, wie es wohl häufig bei alten Menschen der Fall ist (vgl. [20]), dann kann man vorsorglich 12 mg Zink am Tag einnehmen (eine halbe Tablette).

Kapitel 9 Selen

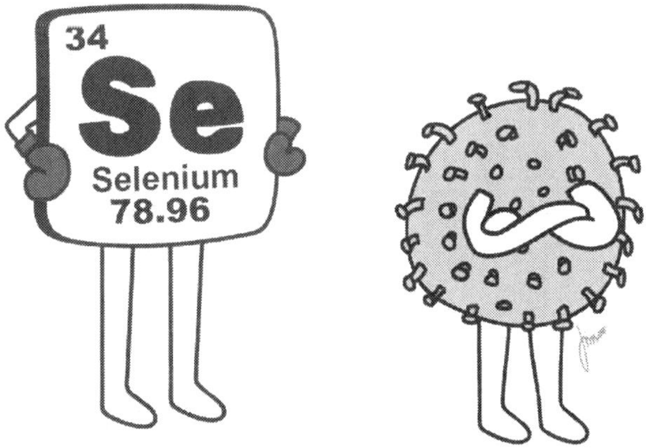

Wir haben in Deutschland selenarme Böden, weshalb wir in allen Lebensmitteln nur eine geringe Menge an Selen vorfinden. Daher nehme ich vorsorglich 100 mcg Selenmethionin pro Tag, um auf einen guten Blutwert zu kommen. Was bewirkt Selen?

- Essentiell für die Schilddrüsenhormonbildung [31]
- Involviert beim **Immunsystem** (vgl. [23]
- Starker Binder von Schwermetallen (vgl. [29])
- Natürliches **Antioxidans**
- Essentiell bei **Schilddrüse**nerkrankung (vgl. [31])
- Schutz vor **Krebs**
- Wichtig bei **Depressionen** (vgl. [30])
- Bestandteil des Enzyms Glutathionperoxidase. Ohne dieses Enzym kommt es u. a. zu einer frühen Ergrauung der Haare durch oxidativen Stress

Zum Vorbeugen nehmen Sie bitte auch 100 mcg **Selenmethionin** pro Tag (oder jeden 2. Tag 200 mcg; häufig gibt es nur 200 mcg Tabletten, wie von fair+pure).

Im akuten Fall von Covid-19 oder einer echten Grippe nehmen Sie 200 mcg, sofern Sie bis dato noch nie Selen eingenommen haben. Selen hemmt die Bildung von **Sauerstoffradikalen** im Körper via Enzym Glutathionperoxidase (GPX, vgl. [23]).

Kapitel 10 L-Glutamin

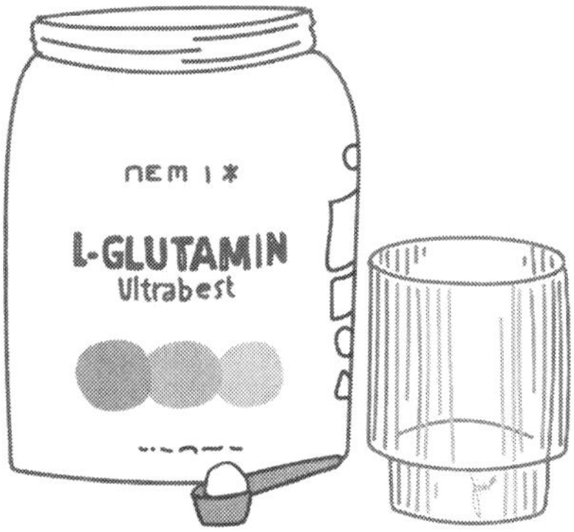

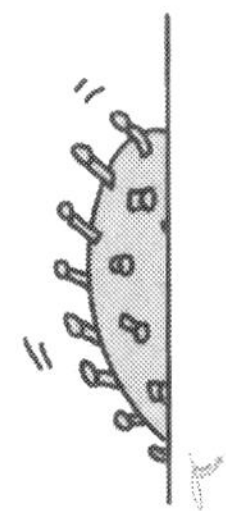

L-Glutamin ist eine Aminosäure, die wir normalerweise im Körper selbst bilden oder mit der Nahrung aufnehmen. Sie ist so wichtig, da diese Aminosäure direkt unserem **Immunsystem** als Energieträger dient. Auch die Darmzellen lieben diese Aminosäure, daher ist es auch immer eine gute Idee, bei Darmproblemen L-Glutamin einzunehmen.

- Vorbeugend können Sie einmal am Tag 5 g Pulver in Wasser einrühren und trinken.
- Beim ersten Kratzen im Hals bietet es sich an, L-Glutamin zwei- bis dreimal mit je 5 g am Tag zu nehmen. Einfach in 0,1 Liter stillem Wasser einrühren und trinken.

Kapitel 11 Vitamin A

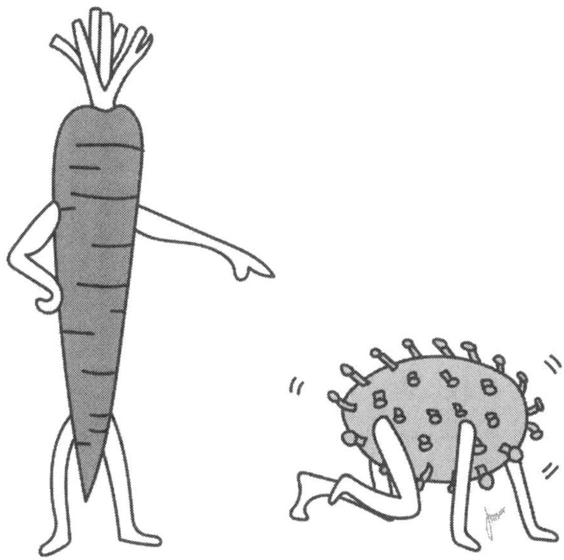

Ein gern gemachter Fehler ist es, Vitamin D hochdosiert zu nehmen, ohne dabei auf Vitamin A zu achten. Viele laufen nun in ein Vitamin A-Defizit. Das können Sie verhindern, indem sie alle zehn Tage eine gute Portion Rinderleber essen. Wer das nicht mag, sollte zu Vitamin-A-Tropfen greifen, denn wir Menschen wandeln Beta-Karotin leider sehr schlecht in Retinol (Vitamin A) um.

Hier bietet es sich auch an, die Tropfen vorbeugend zu nehmen mit 3000 IE am Tag.

Sobald Sie akut krank sind, können Sie ruhig 10.000 IE einnehmen, sofern Sie nicht schwanger sind. Schwangere sollten vorsichtig sein mit Vitamin A.

Weitere Funktionen von Vitamin A sind:

- Bildung der roten Blutkörper
- Bildung von Eiweißen in der Leber
- Bildung von Geschlechtshormonen

- Aufbau der Knochen
- Gesunde Haut und **Schleimhäute**
- Involviert in die Bildung von Antikörpern, somit wichtig fürs **Immunsystem**, insbesondere bei der Bildung von **IgA**

Kapitel 12 N-Acetylcystein (NAC)

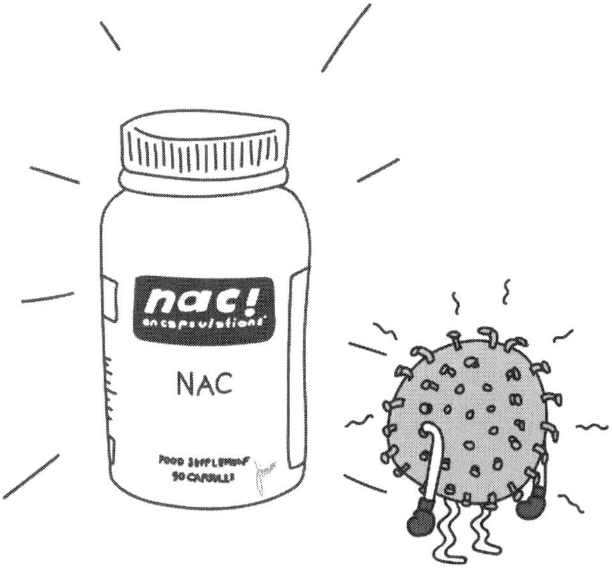

Mit N-Acetylcystein stelle ich Ihnen noch ein Akutmittel in Form einer Aminosäure vor, welches auch bei einer Bronchitis eingesetzt wird. Was bewirkt Cystein?

- NAC wirkt antioxidativ (vgl. [32])
- NAC wirkt entzündungshemmend (vgl. [32])
- NAC stärkt das **Immunsystem** (vgl. [32])
- NAC löst bzw. verdünnt festen Schleim (vgl. [32])

Auch wenn Sie denken: Jetzt reicht es doch langsam mit Nahrungsergänzung. Ja, Sie können auch, wie ich, täglich 4 Eier frühstücken. Dann bekommen Sie 600 mg Cystein vollkommen natürlich in Ihren Körper. Dazu noch viele andere lebenswichtige Baustoffe. Aber zurück zum Akutmittel.

Zhongcheng Shi beschreibt in seiner Studie die Anwendung von NAC bei Covid-19-Patienten (vgl. [32]). Im Vergleich zum Placebo hat NAC folgende Verbesserung gebracht:

- weniger Patienten mit **Fieber**.
- weniger Patienten mit **Kopfschmerzen**
- weniger Patienten mit **Halsschmerzen**
- weniger Patienten mit **Husten**

Im akuten Zustand haben die Patienten 1200 mg NAC bekommen. Das ist auch die Dosis, die Sie nehmen sollten, wenn Sie sich mit Covid-19 oder einer Grippe infiziert haben.

Tipp: Nehmen Sie die NAC-Kapseln ca. 30min vor dem Essen ein. NAC wird so besser aufgenommen und reagiert so auch nicht mit wertvollen Mineralien im Essen.

Kapitel 13 Eiweiß

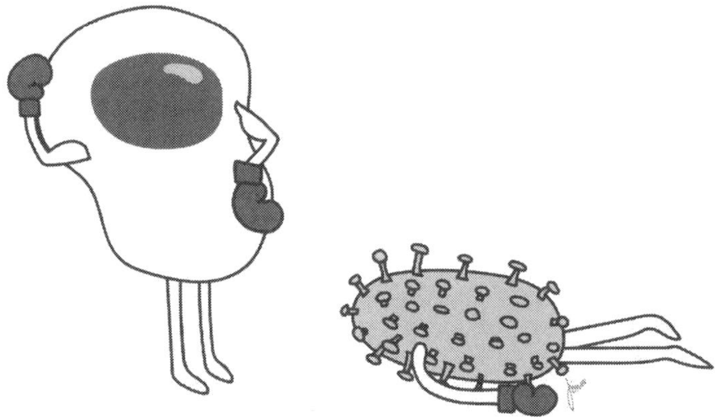

Der Körper braucht bei einer Infektion, egal ob es sich um eine „normale Erkältung", eine Grippe oder um Covid-19 handelt, eine gute Versorgung mit Eiweiß. Daher achten Sie darauf, dass Sie Ihren Körper gut mit bioverfügbarem Eiweiß versorgen. Nach der neuesten Messmethode, die sich DIAAS-Index (Digestible Indispensable Amino Acid Score) nennt, sieht man, dass tierische Nahrungsmittel die beste Bioverfügbarkeit haben. Die Eiweiße aus Getreide hingegen werden nur sehr schlecht von uns verdaut und aufgenommen und sie sind zudem auch mangelhaft bezüglich der vom Menschen benötigten Aminosäuren.

Merken Sie sich:

- Eiweiß ist generell wichtig und Sie sollten täglich 1 g Eiweiß pro KG Körpergewicht zu sich nehmen.
- Eiweiß wird insbesondere bei einer Infektion dringend benötigt.
- Ein Steak oder ein Stück Leber von 200 g liefern ca. 40 g Eiweiß.

Kapitel 14 Biotin

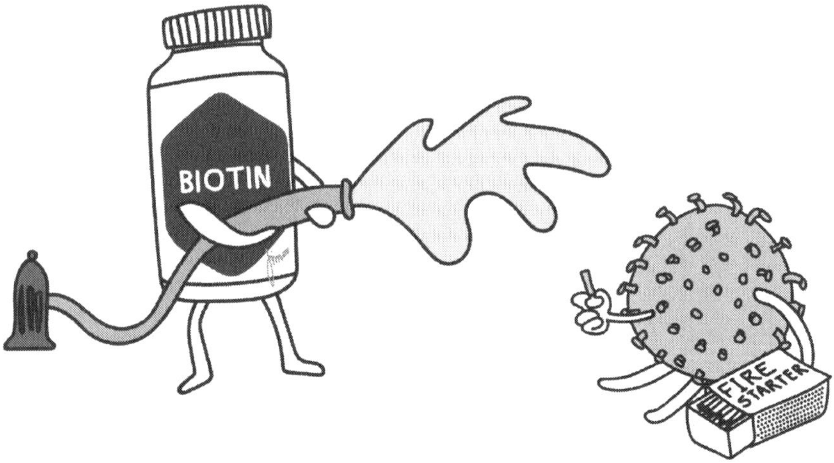

In der Veröffentlichung von Duygu Aydemir hat man festgestellt, dass bei einer Covid-19-Infektion häufig die Augenbrauen wie auch die Wimpern ausfallen. Zudem wird von Haarausfall berichtet. Diese Beobachtungen gehen einher mit einem Mangel an Biotin (vgl. [46]). Und dabei passt ins Bild, dass ein Mangel an Biotin einhergeht mit der Neigung zu einer überhöhten Reaktion des Immunsystems (vgl. [47]). In der Studie von Sudhanshu Agrawal steht wortwörtlich, dass zum ersten Mal gezeigt werden konnte, dass ein Mangel an Biotin einhergeht mit einer erhöhten Entzündungsreaktion durch die erhöhte Produktion von Zytokinen wie IL-12, IL-23, TNF-α, und IL-1B. Uwe Gröber beschreibt den biochemischen Hintergrund zu dieser Beobachtung dergestalt, dass Biotin für die „Ausbildung der T-Zellen und der Antikörper“ benötigt werde.

Generell ist es ratsam, täglich einen guten B-Komplex einzunehmen, um alle B-Vitamine abzudecken. Im Fall einer Erkrankung ist auf Basis dieser Studien ratsam, Biotin hoch dosiert einzunehmen (z. B. 5 mg am Tag), um eine Überreaktion des Immunsystems wie auch Haarausfall zu vermeiden. Eine Überdosierung ist bei Biotin laut Burgerstein und Gröber so gut wie ausgeschlossen. Selbst 60 mg Biotin am Tag wirken nicht toxisch.

Kapitel 15 L-Arginin

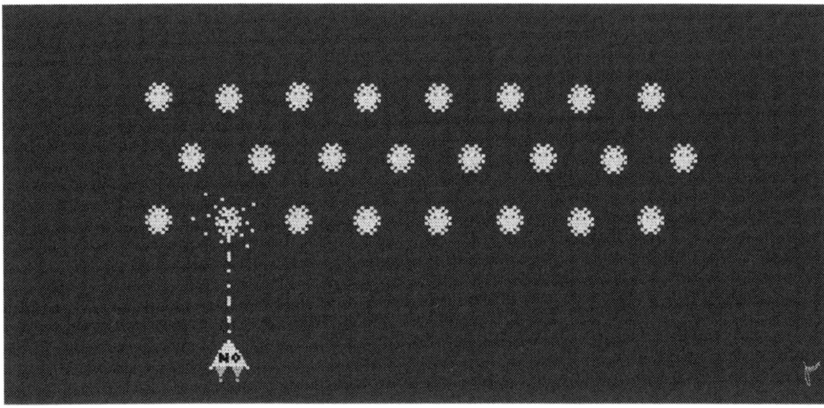

Ganz aktuell ist eine Studie aus Italien veröffentlicht worden, in der Giuseppe Fiorentino 100 Patienten zufällig auf 2 Gruppen aufgeteilt hat. Eine Gruppe bekam ein Placebo, die andere Gruppe zweimal 1600 mg L-Arginin am Tag, also 3200 mg Gesamtdosis (vgl. [48]).

Das Besondere an dieser Intervention ist: Diese Patienten waren bereits schwer krank und lagen im Krankenhaus. Also im Gegensatz zu Vitamin D, Omega-3 bzw. einer guten generellen Gesundheit, für die man im Vorfeld der Erkrankung sorgen sollte, ein sehr später Eingriff und somit ein Akutmittel. Dafür ist das Ergebnis umso erstaunlicher, denn die Gruppe, die L-Arginin genommen hat, hatte eine 6,6-fach höhere Wahrscheinlichkeit, 10 Tage später nicht mehr auf Unterstützung der Atmung angewiesen zu sein. Das passierte in der Placebo-Gruppe erst nach 20 Tagen. Auch sind in der Gruppe, die L-Arginin bekam, keine Patienten gestorben. In der Placebo-Gruppe starben 3 (6,7% der Teilnehmer). An dieser Stelle sei erwähnt, dass wir hier von einer Studie nach dem Goldstandard sprechen, d. h. zufällige Verteilung der Patienten auf die Gruppen mit Placebo oder L-Arginin als Intervention (vgl. [48]). Arginin fungiert dabei als NO-Donator.

Prinzipiell nehmen Sie ca. 3500 mg L-Arginin auf, wenn Sie ein 250 g-Steak essen. Daher rate ich weiter oben auch dazu, jeden Tag auf die Versorgung mit Eiweiß zu achten. Sicherer ist es jedoch, den Körper hier zusätzlich mit diesem sehr günstigem NEM zu unterstützen, da leider bei vielen Patienten der Appetit schwindet, wenn man krank ist.

Kapitel 16 Jod

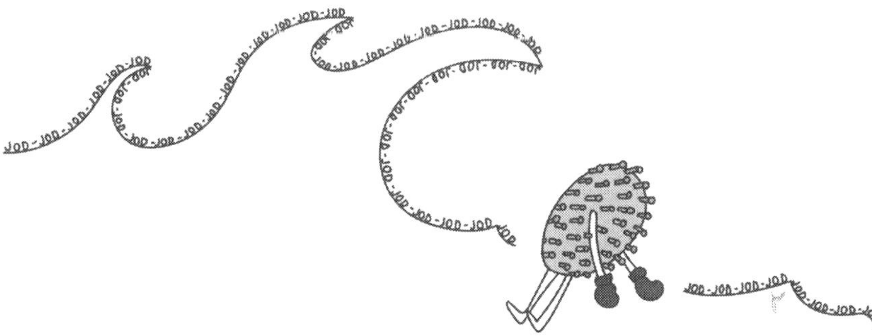

Es war auch vor Covid-19 hinlänglich bekannt, dass Jod als Spülung in der Form Povidon-Jod sehr gut gegen Viren wie Masern, Mumps oder Rhinovirus wirkt (vgl. [49]). In der Studie von Mahmud Choudhury ist man einen Schritt weitergegangen und hat Jod als Spüllösung (1 %) im Rahmen einer Infektion mit Covid-19 angewendet. Die Patienten haben im Rachen alle 4 Stunden gegurgelt, man hat Tropfen dieser Lösung in die Nase geträufelt und einen Tropfen in die Augen gegeben (vgl. [50]). Das haben die Patienten 4 Wochen lang durchgeführt und hatten damit

- ein 88,2 % geringeres Risiko zu sterben
- ein 84,4 % geringeres Risiko ins Krankenhaus zu müssen

An der Studie haben 606 Patienten teilgenommen. Es bietet sich somit an, eine Lösung mit Povidon-Jod zu Hause in der Haushaltsapotheke vorrätig zu haben. Man bekommt eine 10%ige-Lösung leicht in der Apotheke, die man dann zu Hause verdünnen kann, oder man fragt direkt nach einer fertigen 1 %-Lösung.

Kapitel 17 Die Kombination

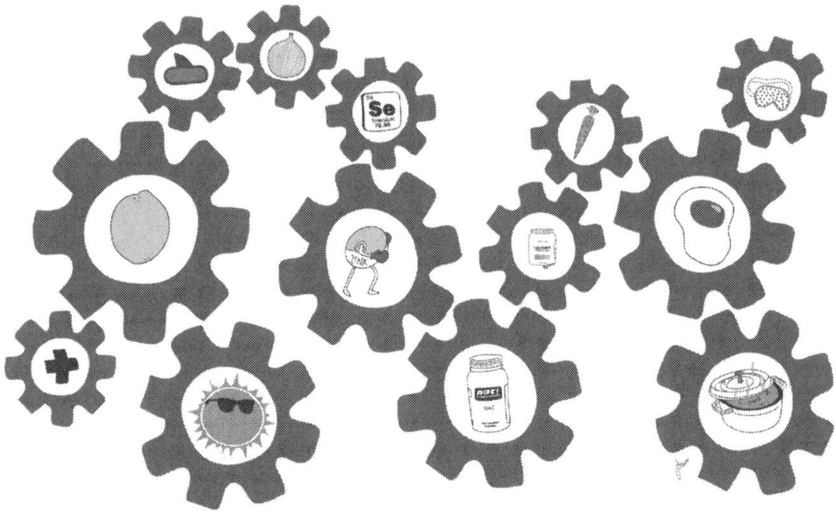

Jedes einzelne vorgeschlagene Nahrungsmittel, Vitamin oder Spurenelement hat seine wissenschaftlich belegte, positive Wirkung auf unser menschliches Immunsystem.

Ich empfehle Ihnen, egal ob Sie eine einfache Erkältung, die echte Grippe oder eben Covid-19 haben, die Kombination aller Vitalstoffe einzunehmen und nach Möglichkeit im Vorfeld schon das Immunsystem zu stärken, indem Sie die vorbeugende Dosis einiger Mittel nehmen. Denn ein guter Vitamin D-Spiegel oder Omega-3-Index bauen sich nicht über Nacht auf, das braucht einige Wochen. Trotzdem ist es sinnvoll, auch im akuten Zustand damit anzufangen, dann eben ein paar Tage hoch dosiert (am besten intravenös, was zu Hause leider nicht umsetzbar ist).

Der Mensch ist ein extrem komplexes System, mit über 15.000 verschiedenen Enzymen, Billionen von Zellen, Mitochondrien und Darmbakterien, worüber wir insgesamt noch viel lernen müssen und werden. Nur so viel:

Geben Sie dem Immunsystem die Vitalstoffe, die es braucht. Dann kommt es auch mit einer Virusinfektion klar.

Kapitel 18 Knochensuppe

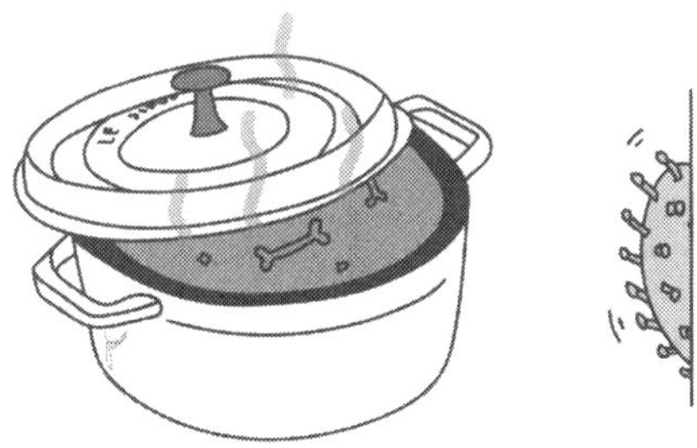

Sobald Sie sich krank fühlen, machen Sie sich diese Suppe und trinken Sie am besten jeden Tag 2-3 Tassen davon. Sie kann auch als Basis für eine Gemüsesuppe oder ähnliches dienen.

Zutaten:

- 2 bis 3 Rinderknochen (Sandknochen) oder Beinscheiben
- 1 Zwiebel, geviertelt
- 1 Knoblauchknolle
- Reichlich Thymianzweige
- 1⁄4 Sellerieknolle, grob gewürfelt
- 1 Möhre, grob gewürfelt
- 1 EL Apfelessig
- 1 bis 1,5 L Wasser
- Olivenöl

Zubereitung:

Zwiebel, Möhre und Sellerie in Olivenöl für ca. 3 bis 5 Min. leicht in einem Topf anrösten. Knochen dazugeben und ebenfalls für ca. 2 Min. anrösten. Alles mit Wasser ablöschen und die restlichen Zutaten dazugeben. Alles kurz hochkochen lassen und dann mit einem Deckel auf kleiner Flamme für ca. 8 bis 10 Std. köcheln lassen. Danach alles durch ein Sieb passieren, um Knochenreste und Zweige zu entfernen und das Gute aus dem verkochten Gemüse zu schöpfen. Fertig. Bone Broth kann man beliebig Gemüse zufügen, um eine tolle Gemüsesuppe zu kochen. Oder aber Sie trinken die sehr nahrhafte Brühe pur oder nach Belieben mit frischen Kräutern gewürzt.

Auch sehr lecker: Einfach eine geschälte Knoblauchknolle in das Broth geben, kurz aufkochen und dann ziehen lassen. Macht ein tolles antiinflammatorisches Elixier.

Kapitel 19 Schlaf und Entspannung

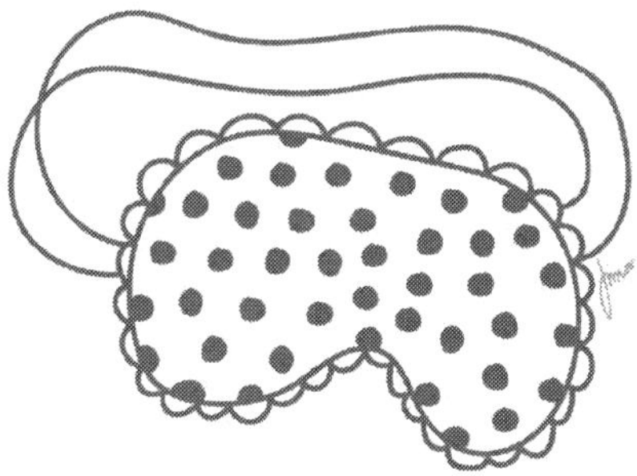

Wie wichtig das Thema „gesunder Schlaf“ ist, zeigt z. B. die Studie von Sheldon Cohen (vgl. [20]).

In der Studie haben sich 153 junge Männer bereit erklärt, 14 Tage lang ihren Schlaf zu protokollieren. Danach wurden ihnen Schnupfenviren in die Nase gegeben. Das Ergebnis liest sich wie folgt:

Die Personen mit weniger als sieben Stunden Schlaf hatten ein ca. **3-mal höheres Risiko**, eine Erkältung zu bekommen gegenüber den Personen, die acht oder mehr Stunden geschlafen haben.

Daher achten Sie bitte auf einen regelmäßigen und erholsamen Schlaf von 7 bis 9 Stunden, vor allem wenn Sie sich krank fühlen.

Wenn Sie schlecht einschlafen oder generell schlecht schlafen, so können Sie Melatonin in der Dosis 0,5 mg bis 1 mg ausprobieren. Sie können auch zum Abendessen Tryptophan, eine Aminosäure, woraus der Mensch Melatonin herstellt, in der Dosis von 700 mg ausprobieren. Und Sie sollten eine Blaulichtbrille tragen, sofern Sie fernsehen.

Ein Spaziergang am Abend ist immer eine gute Idee, um sich zu entspannen. Andere mögen es, leise Musik zu hören oder gar zu meditieren. All das sind gute Hilfsmittel, um einen guten Schaf zu ermöglichen.

Kapitel 20 Vorerkrankungen sind wichtig!

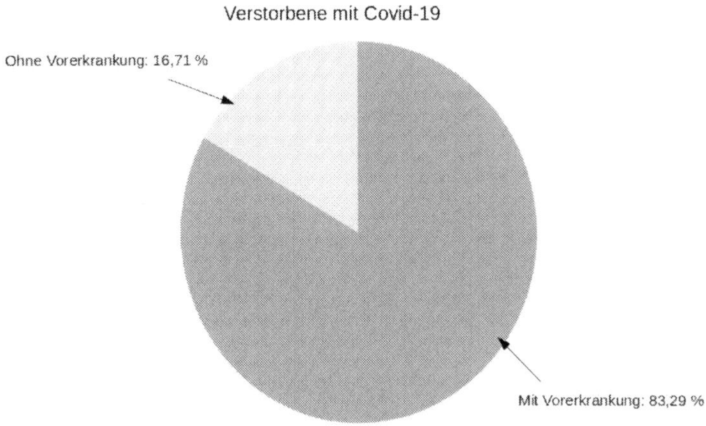

Quelle: Risk Factors for COVID-19 Mortality among Privately Insured Patients

Leider kann ich Ihnen dieses Kapitel nicht ersparen, denn in der Auswertung vieler Studien zum Thema Vorerkrankung sehen Sie, dass bei den Verstorbenen nur ca. 17 % keine Vorerkrankung haben. Die große Mehrheit (je nach Studie 65 bis 80 %) hat eine oder mehrere Vorerkrankungen (vgl. [13], [14], [15], [20],[32], [37], [41],[42],[53],[54],[58]) wie z. B.:

- Hohen Blutdruck
- Diabetes Typ-2
- Leberschaden wie z. B. Fettleber
- Hohe Blutfettwerte
- Herzerkrankungen
- Extremes Übergewicht (Fettleibigkeit)
- Viszeralfett, welches auch bei optisch schlanken Menschen vorkommen kann, wenn Sie an Insulinresistenz leiden (vgl. [53]).
- ein hoher Nüchternblutzucker erhöht Ihr Risiko um 261 %, an Covid-19 zu sterben (vgl. [54])

Zudem waren in Amerika von 148,494 Patienten, die eine Klinik aufgesucht haben, 78% übergewichtig oder adipös (vgl. [21]). In der spanischen Studie von Martina Recalde ergibt sich das gleiche Bild (vgl.[37]). All diese Vorerkrankungen zusammen beschreiben die grundlegende Erkrankung:

Insulinresistenz

Und das heißt übersetzt: **Eine falsche Ernährung!** Wie Sie sich korrekt ernähren, lesen Sie kurz und knapp im nächsten Kapitel. Was ich hier deutlich machen möchte: Ihr körperlicher Zustand ist die maßgebliche Größe dafür, wie gut Sie eine Erkrankung im Allgemeinen und Covid-19 im Speziellen überstehen, auch wenn Sie noch jung sind (vgl. [58]).

Sie können mit ein zwei einfachen Laborwerten Ihren Status an Insulinresistenz wie auch wiederum das Risiko für einen schweren Verlauf abschätzen, indem Sie die beiden Werte Triglyceride und HDL analysieren (vgl. [42]). Idealerweise sind die Triglyceride niedrig (unter 50 mg/ml) und HDL hoch (über 60 mg/ml) bzw. der Quotient:

Triglyceride/HDL

ist kleiner eins. Denn so zeigt die Studie von Lluís Masana, veröffentlicht in der Fachzeitschrift nature (vgl. [42]), dass die Patienten mit schwerem Verlauf höhere Werte für Triglyceride und niedrige Werte bei HDL haben. Das lässt sich wieder übersetzen mit: startende oder fortgeschrittene Insulinresistenz. Wenn Sie das Thema vertiefen möchten, empfehle ich Ihnen mein Buch „Der Fastenkompass – Insulin ganzheitlich verstehen“.

Trotzdem gilt, auch wenn Sie bis hierhin alles falsch gemacht haben und Sie schlechte Laborwerte haben:

Sie können und sollten sofort damit anfangen, Ihre Voraussetzungen zu verbessern, denn kein NEM kann gegen eine schlechte Ernährung ankommen. Daher spricht man auch gern vom **ganzheitlichen Ansatz** einer Therapie. Sie erinnern Sich an das Bild mit den vielen ineinandergreifenden Rädchen? Das ist das Geheimnis von Gesundheit. Es wird nie „die Pille“ geben, die alles wieder gut macht. Um gesund zu werden, muss man auf vielen Ebenen etwas verändern.

Kapitel 21 Wie soll man essen?

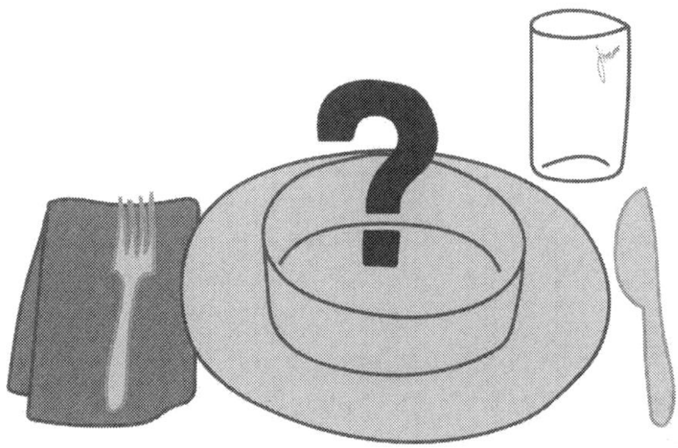

Zum Ende des Ratgebers möchte ich Ihnen die wichtigsten Punkte der genetisch korrekten LowCarb-Ernährung mitgeben.

- **Zucker** außerhalb der Frucht ist für den Menschen vollkommen unnatürlich und schädlich.
- **Getreide** ist für den Menschen in vielerlei Hinsicht (Kohlenhydrate, Gluten, Lektine, Phytinsäure, Pilzsporen) problematisch, vor allem wenn man von der traditionellen Zubereitung mittels Sauerteig und langer Teigführung abweicht. Sobald eine Glutenunverträglichkeit oder Glutensensibilisierung ins Spiel kommt, wird Getreide sogar gefährlich.
- Generell muss man feststellen, **dass je stärker ein Lebensmittel verarbeitet ist, desto schlechter es von uns verstoffwechselt wird.** So ist es ein großer Unterschied, ob man einen Apfel isst oder die gleiche Menge an Energie als Apfelsaft trinkt. Der **Insulinausstoß** ist beim Saft um den Faktor zwei höher (vgl. [33]). Das stellt man auch beim Brot fest. Ein traditionell gebackenes Roggenbrot führt zu einem geringeren **Insulinausstoß** als ein künstlich zusammengestelltes Brot, welches sogar reicher an Ballaststoffen war. Und auch bei Eiweiß findet sich dieser Effekt. Daher gilt: **So natürlich wie möglich das Essen frisch zubereiten.**
- **Gemüse** und in kleinen Mengen saisonales und damit regionales Obst sind natürlich und sehr gesund für uns. Das gleiche gilt für

frisch zubereitetes Fleisch, insbesondere rotes Fleisch (vgl. [34], [35] so ein Ergebnis der PURE-Studie. Daraus folgt, dass man als gesunder Mensch Kohlenhydrate essen darf, jedoch nur aus einer zu uns Menschen passenden Variante.

- Es gibt **gesunde Fette**. Dazu gehören insbesondere die gesättigten Fette aus tierischer Quelle und Kokosöl, sofern man sich LowCarb ernährt! Am besten scheint jedoch **Olivenöl** zu sein. Wobei man anmerken kann, dass Olivenöl und Schweinefett einen sehr ähnlichen Aufbau haben. Öle wie Sonnenblumen- oder Rapsöl enthalten zu viele mehrfach ungesättigte Fettsäuren, sie erhöhen daher das Risiko von Herzinfarkt und Krebs (vgl. [43], [44], [45]). Werfen Sie den Rest an Sonnenblumenöl daher in den Müll. Da gehört es hin. Es hat einen Grund, warum es so billig ist.
- Essen sollte vor allem **frisch** zubereitet werden, damit die ungesunden chemischen Haltbarkeitsstoffe und Geschmacksverstärker erst gar nicht in unseren Körper kommen.
- Man sollte seine Produkte, wenn möglich, aus der Umgebung kaufen. Die Produkte sollten unbedingt in der EU angebaut worden sein. Am besten aus **biodynamischem** Anbau, was auch wiederum die natürliche Art und Weise ist. So vermeidet man Schadstoffe.
- Der Mensch benötigt 1-2g bioverfügbares **Eiweiß** pro Tag und Kilogramm Körpergewicht. Vornehmlich in natürlicher Art und Weise aus der Jagd bzw. artgerecht gehaltener Tiere.
- Faustregel: **50 g bis 150 g Kohlenhydrate** am Tag in Abhängigkeit Ihres persönlichen Wohlbefindens, Ihres Blutdrucks, Bauchumfangs, der eigenen sportlichen Aktivität, des Insulinspiegels und der Werte Triglyceride (unter 50 mg/dl) und HDL (über 70 mg/dl). Einzelne Tage spielen dabei keine Rolle, es muss die generelle Lebenseinstellung sein!
- **Essen Sie nichts, dessen Namen Sie nicht aussprechen können, ganz zu schweigen davon, etwas zu essen, von dem Sie (oder ich) nicht wissen, was der Stoff im Körper bewirkt. Daher kochen Sie selbst, frisch und abwechslungsreich - und vor allem ohne Zucker und Chemie.**

Kapitel 22 Nahrungsergänzung generell

Ich möchte Ihnen in diesem Ratgeber noch eine Liste von Nahrungsergänzungsmitteln mit auf den Weg geben, die ich bis ans Lebensende nehmen werde und somit (für alle Ernährungsarten) empfehle. Die Einnahmevorschläge gelten für einen gesunden erwachsenen Menschen.

- Omega-3: Da man keinen Fisch mehr essen sollte, muss man dieses NEM einbauen. Ich nehme täglich 1,0 g DHA und habe damit einen Omage-3-Index von 11%.
- Selenmethionin, 100 mcg bzw. jeden zweiten Tag 200 mcg.
- Jod 600 mcg. Wenn Sie noch nie Jod genommen haben, dann beachten Sie bitte das Aufbauprotokoll aus meinem Buch „Zucker, Blut und Brötchen" (Seite 317f).
- Vitamin C aus Bio-Acerola mit zweimal 80 mg.
- Vitamin E mit allen 8 Varianten als Flüssigkapsel.
- Vitamin K2 200 mcg als Tropfen.
- Vitamin D (individuell verschieden) als Tropfen.
- Vitamin A 5000 IE als Tropfen.
- B-Komplex mit Methylcobalamin und Methylfolat, normal dosiert. Zu Beginn kann man ruhig einen hochdosierten Komplex nehmen, aber dauerhaft kann sich das auch negativ auswirken, da sich ein B-Komplex auch auf das Mikrobiom und den Schlaf auswirken kann.
- Ab dem 35. Lebensjahr: Q10 120 mg.
- Magnesiumglycinat nach Bedarf (→ Blutbild).

Das sind die Ergänzungen, die ich empfehle, wobei man bei Vitamin A, K2 und E sogar darüber nachdenken kann, dass die im Rahmen der korrekten Ernährung gedeckt werden sollten (Olivenöl, tierisches Fett und Leber sollten hier als Quellen dienen).

Kapitel 23 Referenzierte Studien

[1] Role of sugars in human neutrophilic phagocytosis, A. Sanchez et al., 1973, DOI: 10.1093/ajcn/26.11.1180

[2] Short-term hyperglycemia induces lymphopenia and lymphocyte subset redistribution, Roland von Känel et al., 2000, DOI: 10.1093/ajcn/26.11.1180

[3] Vitamin C levels in patients with SARS-CoV- 2-associated acute respiratory distress syndrome, Luis Chiscano-Camón et al., 2020, DOI: 10.1186/s13054-020-03249-y

[4] Vitamin D and Inflammation: Potential Implications for Severity of Covid-19, E. Laird et al., Issue: Ir Med J; Vol 113; No. 5; P81

[5] Vitamin C zum Schutz vor SARS-CoV-2 und zur Behandlung von COVID-19, Madeleine Wehrmann, 2020, DOI: 10.1007/s41975-020-00155-y

[6] Comprehensive treatment and management of corona virus disease 2019: expert consensus statement from Shanghai, 2020, DOI: 10.3760/cma.j.issn.1000-6680.2020.0016

[7] Association of Vitamin D Status and Other Clinical Characteristics With COVID-19 Test Results, David O. Meltzer et al, 2020, DOI: 10.1001/jamanetworkopen.2020.19722

[8] Calcifediol treatment and COVID-19-related outcomes, Xavier Nogués et al, 2021, DOI: 10.2139/ssrn.3771318

[9] IMPACT OF SERUM 25(OH) VITAMIN D LEVEL ON MORTALITY IN PATIENTS WITH COVID-19 IN TURKEY, S. KARAHAN et al., 2021, DOI: 10.1007/s12603-020-1479-0

[10] Blood Omega-3 fatty acids and death from COVID-19: A pilot study, Arash Asher et al., 2021, DOI: 10.1016/j.plefa.2021.102250

[11] Anti-inflammatory potential of Quercetin inCOVID-19 treatment, Ali Saeedi-Boroujeni et al., 2021, DOI: 10.1186/s12950-021-00268-6

[12] Quercetin: A Promising Treatment for the Common Cold, Brenton Kinker et al., 2014, DOI: 10.4172/2329-8731.1000111

[13] COVID-19 and diabetes cutaneous comorbidity, Minchen Zhang et al., 2020, DOI: 10.1016/j.metop.2020.100055

[14] Causes of death and comorbidities in hospitalized patients with COVID-19, Sefer Elezkurtaj et al., 2021, DOI: 10.1038/s41598-021-82862-5

[15] Clinical characteristics of 140 patients infected with SARS-CoV-2 in Wuhan, China, Jin-jin Zhang et al., 2020, DOI: 10.1111/all.14238

[16] Effects of Quadruple Therapy: Zinc, Quercetin, Bromelain and Vitamin C on the Clinical Outcomes of Patients Infected with COVID-19, Amr K. Ahmed et al., 2020,

DOI: 10.37179/rijed.000005

[17] Zinc supplementation decreases incidence of infections in the elderly: effect of zinc on generation of cytokines and oxidative stress, Ananda S Prasad et al., 2007, DOI: 10.1093/ajcn/85.3.837

[18] ZINC INTAKE AND RESISTANCE TO H1N1 INFLUENZA, A. Prasad et al., 2010, DOI: 10.2105/AJPH.2009.187773

[19] Zinc in Human Health: Effect of Zinc on Immune Cells, Ananda S Prasad, 2008, DOI: 10.2119/2008-00033.Prasad

[20] Sleep Habits and Susceptibility to the Common Cold, Sheldon Cohen et al., 2009, DOI: 10.1001/archinternmed.2008.505

[21] Body Mass Index and Risk for COVID-19–Related Hospitalization, Intensive Care Unit Admission, Invasive Mechanical Ventilation, and Death — United States, March–December 2020, Lyudmyla Kompaniyets et al., 2021, US Department of Health and Human Services/Centers for Disease Control and Prevention

[22] mTOR inhibition improves immune function in the elderly, Joan B. Mannick et al., 2014, DOI: 10.1126/scitranslmed.3009892

[23] Early Nutritional Interventions with Zinc, Selenium and Vitamin D for Raising Anti-Viral Resistance Against Progressive COVID-19, Jan Alexander et al., 2020, DOI: 10.3390/nu12082358

[24] Virus pneumonia and its treatment with vitamin C, F. Klenner, 1948, PMID: 18900646

[25] Massive doses of vitamin C and the virus diseases, F. Klenner, 1951, PMID: 14855098

[26] The clinical effects of vitamin C supplementation in elderly hospitalised patients with acute respiratory infections, C. Hunt et al., 1994, PMID: 7814237

[27] Vitamin C Can Shorten the Length of Stay in the ICU: A Meta-Analysis, Harri Hemilä et al., 2019, DOI: 10.3390/nu11040708

[28] Serum Levels of Vitamin C and Vitamin D in a Cohort of Critically Ill COVID-19 Patients of a North American Community Hospital Intensive Care Unit in May 2020: A Pilot Study, Cristian Arvinte et al., 2020, DOI: 10.1016/j.medidd.2020.100064

[29] Severe elemental mercury poisoning managed with selenium and Nacetylcysteine administration, H. Spiller et al., 2017, DOI: 10.1080/24734306.2017.1392076

[30] Optimal Serum Selenium Concentrations Are Associated with Lower Depressive Symptoms and Negative Mood among Young Adults, T. Conner et al., 2015, DOI: 10.3945/jn.114.198010

[31] Selenium Supplementation Significantly Reduces Thyroid Autoantibody Levels in Patients with Chronic Autoimmune Thyroiditis: A Systematic Review and Meta-

Analysis, j. Wichman et al., 2016, DOI: 10.1089/thy.2016.0256

[32] N-Acetylcysteine to Combat COVID-19: An Evidence Review, Zhongcheng Shi, 2020, DOI: 10.2147/TCRM.S273700

[33] Depletion and disruption of dietary fibre. Effects on satiety, plasma- glucose, and serum-insulin, G. Haber et al., 1977, DOI: 10.1016/s0140-6736(77)90494-9

[34] Associations of fats and carbohydrate intake with cardiovascular disease and mortality in 18 countries from five continents (PURE), Deghan et al., 2017, DOI: 10.1016/S0140-6736(17)32252-3

[35] Dietary Intake of Red Meat, Processed Meat, and Poultry and Risk of Colorectal Cancer and All-Cause Mortality in the Context of Dietary Guideline Compliance, Heddie Mejborn, 2020, DOI: 10.3390/nu13010032

[36] Analysis of vitamin D level among asymptomatic and critically ill COVID-19 patients and its correlation with inflammatory markers, Anshul et al., 2020, DOI: 10.1038/s41598-020-77093-z

[37] Body mass index and risk of COVID-19 diagnosis, hospitalisation, and death: a population-based multi-state cohort analysis including 2,524,926 people in Catalonia, Spain, Martina Recalde et al., 2020, DOI: 10.1101/2020.11.25.20237776

[38] Does vitamin D deficiency increase the severity of COV ID -19?, E Kenneth Weir et al., 2020, DOI: 10.7861/clinmed.2020-0301

[39] Vitamin D insufficiency as a potential culprit in critical COVID-19 patients, Ruhul Munshi et al., 2021, DOI: 10.1002/jmv.26360.Epub

[40] Vitamin D levels and intensive care unit outcomes of a cohort of critically ill COVID-19 patients, De Gruyter et al, 2021, DOI: 10.1515/cclm-2020-1567

[41] Low serum 25-hydroxyvitamin D (25[OH]D) levels in patients hospitalized with COVID-19 are associated with greater disease severity, Grigorios Panagiotou et al., 2020, DOI: 10.1111/cen.14276

[42] Low HDL and high triglycerides predict COVID-19 severity, Lluís Masana et al., 2021, DOI: 10.1038/s41598-021-86747-5

[43] Epidemiology of Ischamic Heart Disease in India with Special Reference to Causation, S. MALHOTRA, 1967, DOI: 10.1136/hrt.29.6.895

[44]] Use of dietary linoleic acid for secondary prevention of coronary heart disease and death: evaluation of recovered data from the Sydney Diet Heart Study and updated meta-analysis, Christopher E Ramsden et al., 2013, DOI: 10.1136/bmj.e8707

[45] Associations of fat and carbohydrate intake with cardiovascular disease and mortality: prospective cohort study of UK Biobank participants, Frederick K Ho et al., 2020, DOI: 10.1136/bmj.m688

[46] The role of biotin metabolism in the COVID-19 infection, Duygu Aydemir et al,

2020, DOI: 10.1515/tjb-2020-0231

[47] Biotin deficiency enhances the inflammatory response of human dendritic cells, Sudhanshu Agrawal et al., 2016, DOI: 10.1152/ajpcell.00141.2016

[48] Effects of adding L-arginine orally to standard therapy in patients with COVID-19: A randomized, double-blind, placebo-controlled, parallel- group trial. Results of the first interim analysis, Giuseppe Fiorentino et al., August 2021, DOI: 10.1016/j.eclinm.2021.101125

[49] Inactivation of human viruses by povidone-iodine in comparison with other antiseptics, R. Kawana et al., 1997, DOI: 10.1159/000246027

[50] Effect of 1% Povidone Iodine Mouthwash/Gargle, Nasal and Eye Drop in COVID-19 patient, Mahmud Choudhury et al., 2021, Bioresearch Communications Volume 7, Issue 1, January 2021

[51] Low serum 25-hydroxyvitamin D (25[OH]D) levels in patients hospitalized with COVID-19 are associated with greater disease severity, Grigorios Panagiotou et al., 2020, DOI: 10.1111/cen.14276

[52] Vitamin D insufficiency as a potential culprit in critical COVID-19 patients, Ruhul Munshi et al., 2021, DOI: 10.1002/jmv.26360

[53] Visceral fat shows the strongest association with the need of intensive care in patients with COVID-19, Mikiko Watanabe et al., 2020, DOI: 10.1016/j.metabol.2020.154319

[54] Admission hyperglycaemia as a predictor of mortality in patients hospitalized with COVID-19 regardless of diabetes status: data from the Spanish SEMI-COVID-19 Registry, Francisco Javier Carrasco-S#anchez et al., 2021, DOI: 10.1080/07853890.2020.1836566

[55] Possible Therapeutic Effects of Adjuvant Quercetin Supplementation Against Early-Stage COVID-19 Infection: A Prospective, Randomized, Controlled, and Open-Label Study, Francesco Di Pierro et al., 2021, DOI: 10.2147/IJGM.S318720

[56] Potential Clinical Benefits of Quercetin in the Early Stage of COVID-19: Results of a Second, Pilot, Randomized, Controlled and Open-Label Clinical Trial, Francesco Di Pierro et al., 2021, DOI: 10.2147/IJGM.S318949

[57] Vitamin D supplementation and clinical outcomes in COVID-19: a systematic review and meta-analysis, R. Pal et al., 2021, DOI: 10.1007/s40618-021-01614-4

[58] A Machine-Generated View of the Role of Blood Glucose Levels in the Severity of COVID-19, Emmanuelle Logette et al., 2021, DOI: 10.3389/fpubh.2021.695139

Kapitel 24 Stichwortverzeichnis

Kapitel 25 Anhang

Über den Autor Robert Krug

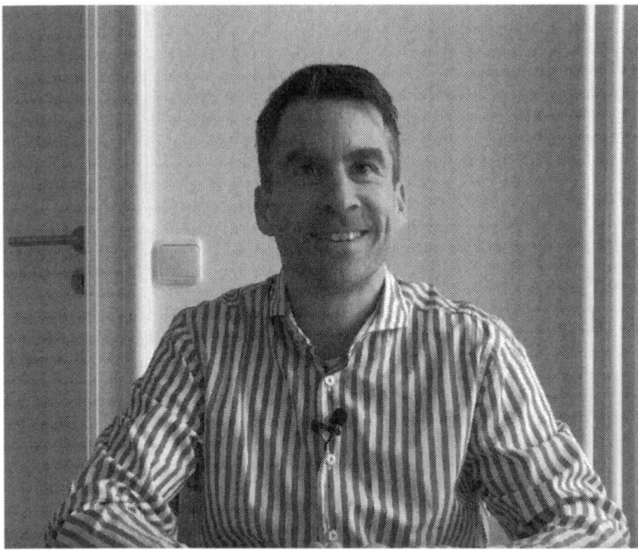

Ich liebe es, Probleme zu lösen. Das wird mit ein Grund dafür gewesen sein, dass ich 1994 Wirtschaftsinformatik studiert und warum ich leidenschaftlich gern Software programmiert habe. Mein Weg zur ganzheitlichen Medizin erfolgte aus der Not heraus, da ich in 2016 selbst erkrankte und von der Schulmedizin leider keine Hilfe bekam. So fing ich an, mich Stück für Stück mit meinen Problemen zu beschäftigen und zu lesen, um den Problemen auf den Grund zu gehen. Also das gleiche Vorgehen wie bei der Arbeit. Das war sozusagen der Einstieg für mein inzwischen leidenschaftliches Interesse an der Biochemie und somit der Start meiner Reise.

Dass ich beim Thema Ernährung eine Pandora-Box aufmachen würde, war mir nicht bewusst, aber das machte die Thematik erst richtig interessant. Seit 2016 verfolge ich einen Low Carb-Lebensstil, da ich zur Kenntnis genommen habe, dass wir die letzten zwei bis drei Millionen Jahre so gelebt haben. Und inzwischen gibt es auch einen großen Berg an Studien, die ich Ihnen mit diesem Buch präsentiere, der genau das aufzeigt: Wir Menschen benötigen vor allem gesundes Fett, um gesund zu leben.

Weitere Bücher von mir:

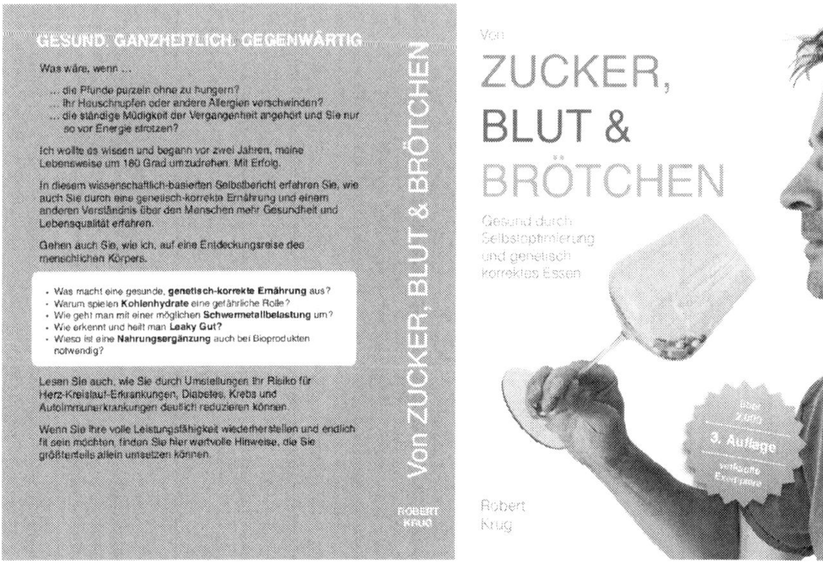

Das Buch ist das Fundament. Ein ganzheitlicher Ansatz für die Heilung ganz unterschiedlicher Erkrankungen, immer mit den Themen Ernährung und Darmgesundheit im Mittelpunkt.

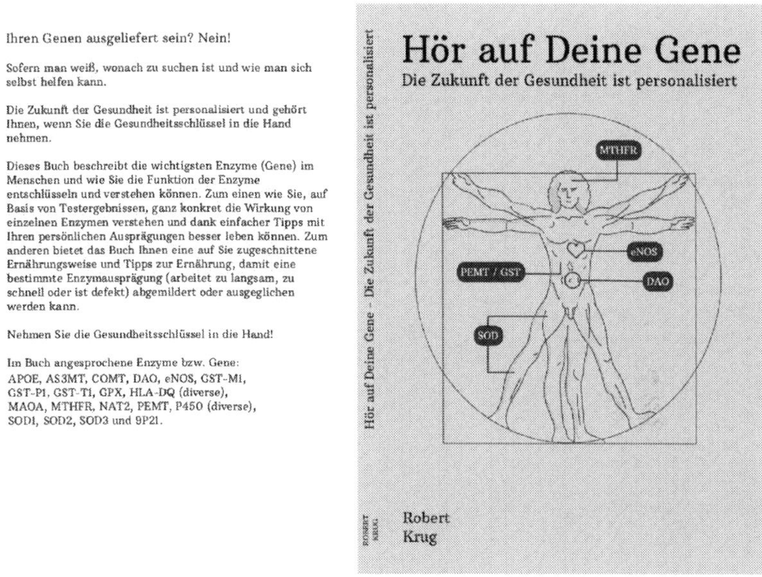

In diesem Buch finden Sie eine Vertiefung zum Thema „Gene“. Wie man mit verschiedenen Einschränkungen bei den Genen gut umgehen kann. Zu nennen sind hier vor allem MTHFR und PEMT. Und Sie lernen Ihren persönlichen Entgiftungsmotor kennen.

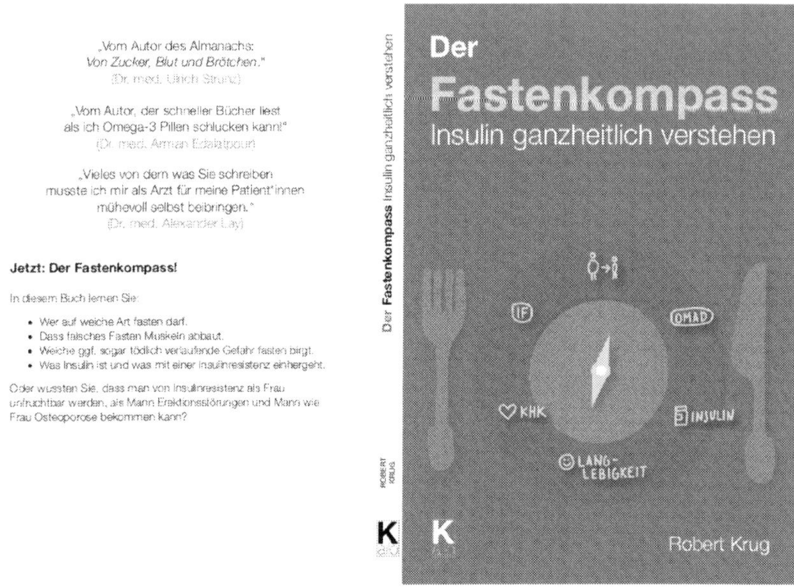

Im Fastenkompass wird nicht nur das Thema Fasten beschrieben und diskutiert, sondern vor allem werden auch die Themen Insulin und Insulinresistenz ausführlich dargestellt. Zudem runde ich das Buch mit einem Kapitel zum Thema Langlebigkeit ab.

Vor allem lernen Sie jedoch, wie gefährlich eine beginnende Insulinresistenz ist, wie Sie diese erkennen und vor allem auch: Wie Sie diese beseitigen, ganz ohne Medikamente.

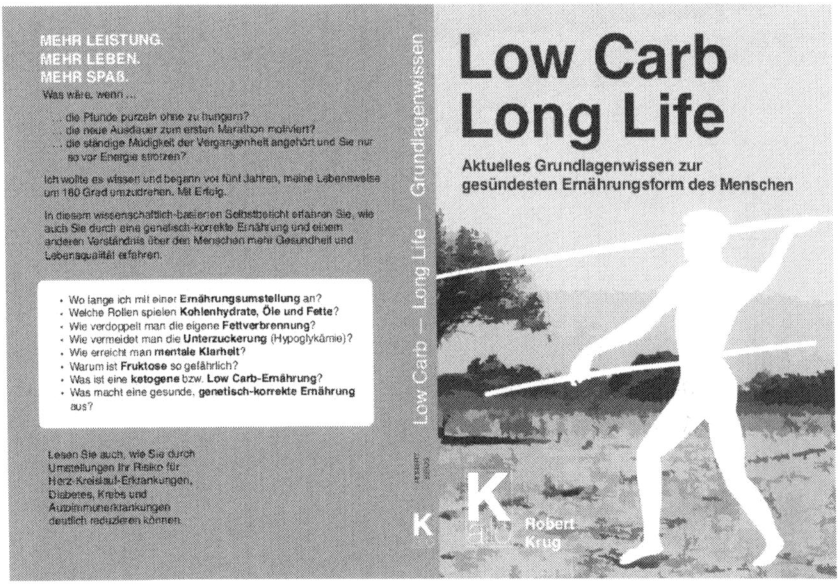

In der Neuauflage meines Buch zum Thema Low Carb-Ernährung führe ich mit der Evolution des Menschen ein. Das ist ein sehr wichtiger Punkt, unsere menschliche Biologie in den Grundlagen zu verstehen, damit man einsieht, warum wir so essen sollten wie ich es auch hier im Ratgeber beschreibe.

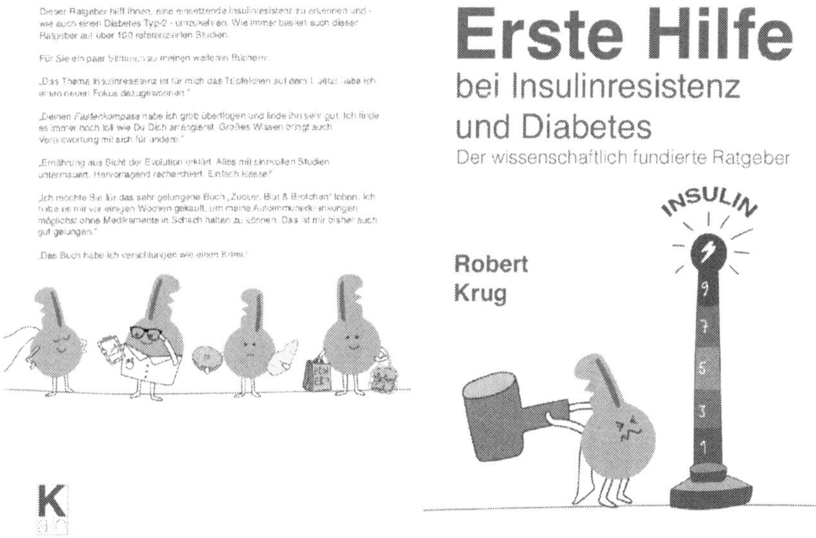

In diesem Ratgeber beschreibe ich, was so gefährlich an der Insulinresistenz ist. Wie Sie eine Insulinresistenz erkennen und vor allem, wie Sie eine Insulinresistenz umkehren.

Weitere Informationen

Sie können auf folgender Webseite und den nachfolgenden Mediaplattformen weitere Informationen über mich finden:

Homepage: www.robertkrug.com

Von dort kommen Sie über die aktiven Symbole auf meinen Instagram-Kanal (_robertkrug) wie auch meinen Youtube-Kanal (Robert Krug).

Printed in Germany
by Amazon Distribution
GmbH, Leipzig

25474907R00035